AF320899

RECHERCHES

SUR LA

PRÉSENCE DE L'AIR

DANS

L'OREILLE MOYENNE.

RECHERCHES

PHYSIOLOGIQUES ET PATHOLOGIQUES

SUR LA

PRÉSENCE DE L'AIR

ATMOSPHÉRIQUE

DANS

L'OREILLE MOYENNE,

PAR

Le Docteur Deleau jeune,

MÉDECIN DE L'HOSPICE DES ORPHELINS DE PARIS
pour le traitement des maladies de l'oreille.

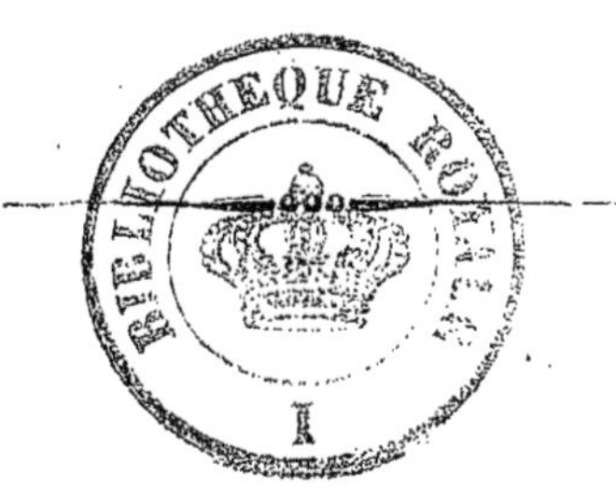

BIBLIOTHEQUE ROYALE

PARIS,

IMPRIMERIE DE BOURGOGNE ET MARTINET,

RUE DU COLOMBIER, 30.

1836.

RECHERCHES

SUR LA

PRÉSENCE DE L'AIR

DANS

L'OREILLE MOYENNE.

ARTICLE PREMIER.

De la présence de l'air dans l'oreille moyenne.

Avant la découverte du conduit guttural, les physiologistes et les physiciens supposaient que la caisse du tambour contenait *un air inné*, d'une nature particulière, très subtil, indispensable à la propagation du son dans le labyrinthe.... Ce *fluide imaginaire* fut le sujet de beaucoup de discussions, jusqu'à ce que Eustachi démontra la communication établie entre l'extérieur et l'oreille moyenne, et prouva par cette découverte, que l'air atmosphérique occupe dans l'état normal toutes les anfractuosités de cette portion de l'organe auditif.

Cet anatomiste et ses successeurs ne poussèrent pas plus loin leurs recherches. Ils n'en déduisirent d'autre conséquence physiologique que l'usage attribué à *l'air inné* par leurs prédécesseurs. Ils méconnurent, malgré leurs travaux en anatomie comparée, qu'en général la quantité d'air, ou, si l'on veut, que l'ampleur de la caisse du tambour et des cellules accessoires destinées à le recevoir, sont en rapport avec le développement, la perfection, et on peut même dire la perfectibilité du système vocal des êtres animés.

L'air atmosphérique ne fait-il pas partie de l'oreille? La voix est nulle ou presque nulle chez les animaux qui en sont privés; les poissons se trouvent dans ce cas. Quelles sont les nuances de sons qu'émettent les reptiles? modifient-ils beaucoup les sons de la voix que la nature leur a départie? non sans doute : eh bien ! quelle est la quantité d'air reçue dans l'organe auditif?... *Les sauriens* ne portent qu'une simple poche membraneuse rudimentaire, pour ainsi dire , de la caisse du tambour , représentée dans les *chéloniens,* par une gaîne fibreuse.

Chez le *pipa* elle est si petite, que l'on doute de l'existence de la trompe d'Eustachi , preuve de la nullité de cette portion d'organe dans la fonction auditive de ce reptile. La *salamandre* adulte et les *serpens* en sont privés, elle est seulement représentée dans les *ophidiens* par un simple tube membraneux.

Il y a certainement des inductions à tirer de ces rapprochemens. Il ne suffit pas de dire , pour rendre compte de l'utilité de l'oreille moyenne chez les mammifères et chez les oiseaux, qu'elle est destinée conjointement avec l'air atmosphérique qu'elle renferme , à mettre en rapport l'oreille externe avec le labyrinthe. Si tels en étaient les seuls usages, on se demanderait pourquoi la nature a privé du tympan certaines classes d'animaux et en a pourvu un grand nombre d'autres. Ceux-ci, dirait-on, pourraient bien, comme ceux que j'ai précédemment cités , recevoir directement les ondes sonores sur la paroi qui sépare le labyrinthe de la cavité tympanique. Bien certainement si l'air atmosphérique dans l'oreille moyenne ne remplissait pas d'autres fonctions que celles qu'on lui attribue, on aurait raison d'accuser la nature d'avoir compliqué inutilement l'appareil auditif.

Mais on pense bien qu'il faut plutôt avouer notre ignorance , et nous livrer à des recherches nouvelles sur les usages de l'oreille moyenne... L'expérience que je vais rapporter nous mettra peut-être sur la voie de quelque découverte.

Première observation.

M. Eugène D....., âgé de dix-sept ans, de Metz, me fut présenté par M. Lacretelle, chirurgien-major du Val-de-Grâce. Ce jeune homme, doué d'un tempérament sanguin, avait toujours eu l'oreille dure depuis sa plus tendre enfance; cette infirmité était devenue plus intense à l'âge de huit ans, à la suite d'une maladie dont il fut atteint. La température froide et humide lui occasionait souvent des douleurs d'oreilles qui augmentaient beaucoup la surdité ; elles se terminaient presque toujours par un écoulement abondant de sérosité qui s'opérait par les narines ; alors ce jeune homme entendait moins difficilement.... l'oreille gauche était plus mauvaise que la droite....

En été, M. D.... était sujet à des étourdissemens, à des maux de gorge ; il ressentait dans toute la tête des battemens qui le forçaient de s'arrêter quand il marchait avec trop de précipitation.

Le 2 juillet 1825, l'ouïe n'était sensible aux battemens d'une montre qu'à quelques pouces de l'oreille. Une sonde, placée dans la trompe gauche d'Eustachi, me servit à introduire dans la caisse un courant d'air qui sur-le-champ développa l'audition d'une manière si extraordinaire, que le malade se mit à dire : « *Est-ce que tout le monde entend aussi bien ?* » Il était ravi d'entendre le bruit que l'on faisait dans la rue ; il se plaisait à reconnaître de quels lieux il provenait, à juger de sa direction.... Ma sonde avait pénétré très avant dans le canal guttural ; les parois de ce conduit s'appliquaient assez bien sur l'instrument pour me permettre de faire le vide dans la caisse et pour rétablir la surdité. C'était la première fois que je faisais cette expérience ; elle n'avait rien de désagréable pour M. D...., qui voulut bien s'y soumettre assez long-temps et assez de fois pour m'assurer de son exactitude (1).

En pratiquant le vide dans l'oreille moyenne comme je viens de l'indiquer, on produit plusieurs effets bien essentiels à noter : 1° on tend la membrane du tympan de dehors en dedans par l'action de la colonne d'air contenue dans le conduit auditif ; 2° la chaîne des osselets se trouve momentanément resserrée de manière à faire corps avec cette cloison ; 3° enfin, on isole l'ouverture cochléenne des ondes sonores qui lui étaient transmises par l'air venant de la trompe d'Eustachi.... Dans cet état, l'oreille est réduite à la condition de celle des reptiles qui sont privés de fenêtre ronde ; elle n'est plus impressionnable au son et à ses différentes modifications ; elle ne transmet plus aux nerfs auditifs que les bruits isolés et ceux qui font partie des sons et qui en sont peut-être les générateurs.

En annulant l'ouverture cochléenne, si l'on était certain de paralyser aussi la rampe du limaçon avec laquelle elle communique, on connaîtrait bientôt l'usage de cette partie du labyrinthe. L'oreille humaine, dans cet état, se rapprocherait de la condition de celle des poissons. Il ne serait pas impossible d'atteindre à ce but. Il existe certains individus affectés de la perte d'une grande partie de la membrane du tympan, chez lesquels on voit très bien la membrane de la fenêtre ronde ; s'ils voulaient se prêter aux expériences, on parviendrait, avec de la dextérité, à injecter le conduit circulaire du limaçon fermé par cette membrane....

(1) Pour plus de développement sur le traitement de la guérison de ce jeune homme, voyez son observation dans ma brochure intitulée : *Extrait d'un ouvrage inédit sur le traitement des maladies de l'oreille* ; Paris, 1839.

Par contraste avec ce que nous venons d'observer, si nous étudions l'organe auditif des oiseaux, du moins de ceux qui sont doués au suprême degré d'écouter et d'imiter le chant avec une si grande perfection, nous ne devons point être surpris de trouver chez eux la fenêtre ronde grande et large. En effet, son diamètre est trois fois plus grand que celui de la fenêtre vestibulaire. Il y a un peu moins de disproportion dans les oiseaux non chanteurs.

Ne pourrait-on pas conclure maintenant de toutes ces remarques que la chaîne des osselets sert à transmettre les bruits dans la partie la plus profonde de l'organe de l'ouïe, et que l'air contenu dans la caisse, tout en remplissant le même but, reçoit avec plus d'avantage les ondes sonores dérivant des qualités les plus délicates, les plus subtiles des corps, mis en vibration ; ce fluide étant plus qu'un corps solide approprié à cet usage par l'intermède du diaphragme tympanique. Ce point si important de physiologie expérimentale sera peut-être jugé par des faits pathologiques que je recueille en ce moment (1). Je n'ai dû que l'énoncer dans ce chapitre, pour démontrer toute l'importance de mes études sur la présence et la circulation de l'air atmosphérique dans le centre de l'oreille. L'observation suivante contribuera à justifier toute l'ardeur que j'apporte à ces recherches.

Deuxième observation.

M. Garassus, âgé aujourd'hui de trente-quatre ans, fut attaqué, dans le courant de l'année 1811, d'une surdité incomplète. Consulté par lui, le docteur Maunoir extirpa et cautérisa un polype qui prenait naissance sur la membrane du tympan gauche. Il fit suivre cette opération de bains de vapeur, de vésicatoires à la nuque, et enfin il termina le traitement par deux saisons de bains d'eau sulfureuse. La guérison fut complète, sauf un bruit qui resta dans l'oreille. En 1822, après six années de séjour à Paris, une otite interne aiguë

(1) J'ai corrigé un de ces faits dans la deuxième partie de l'introduction à mes travaux, page 102. Quand il y a surdité produite par une maladie de l'oreille moyenne compliquée d'engouement cérumineux, il est rationnel de commencer le traitement de l'affection externe; cependant, il m'est souvent arrivé, comme objet d'expérience, de sonder et de guérir la maladie interne avant l'externe.

C'est en agissant de la sorte que je me suis aperçu que l'engouement externe rend plus sourd pour l'audition des bruits, que pour la parole. Dans les engouemens internes, le contraire a lieu : on voit des personnes qui éloignent la montre à deux, à quatre et à six pouces, et cependant elles comprennent un son articulé.

se déclara avec une violence extrême : les douleurs, la fièvre, durè-rent plusieurs jours, la mâchoire inférieure resta immobile jusques après la sortie du pus formé dans les caisses du tambour ; il se fraya un passage à travers les membranes du tympan.

La surdité fût la conséquence de ces accidens.

M. le docteur I.... fut consulté, puis le professeur Marjolin. Ce dernier conseilla l'application d'un séton à la nuque ; il y resta plus d'une année. On seconda ses effets par des injections ; la guérison fut loin d'être complète cette fois ; la surdité diminua bien pendant le premier mois ; mais ensuite elle augmenta tous les printemps jus-qu'en 1828.

A cette dernière époque une nouvelle otite aiguë se déclara.....

Le professeur Marjolin, consulté de nouveau le 18 avril, ordonna des saignées locales, un régime antiphlogistique et les vésicatoires. Le 4 juin, il m'adressa le malade. Les membranes du tympan étaient rouges ; la gauche, couverte d'un polye, suppurait abondamment. Malgré une rougeur assez vive de l'arrière-bouche, je crus pouvoir sonder les trompes d'Eustachi, afin de m'assurer si la maladie s'était propagée dans le labyrinthe. L'air n'arriva pas ce jour-là dans la caisse, aussi l'ouïe resta presque éteinte, surtout de l'oreille droite.

Les jours suivans je fis de nouvelles tentatives ; le polype fut extirpé et cautérisé.

La trompe gauche s'ouvrit la première sous l'influence des dou-ches d'air, et malgré toute la détérioration de l'organe, l'ouïe se développa d'une manière remarquable.

La désobstruction de la trompe droite se fit aussi peu attendre, de sorte que M. Garassus fut délivré de sa surdité *bien avant la gué-rison des tissus organiques qui composent l'oreille moyenne.* Voilà six ans que cette cure est opérée sans la moindre rechûte.

Pourquoi donc mes confrères n'obtinrent-ils pas le même succès ? C'est parce qu'ils ne terminèrent pas leurs traitemens par les moyens convenables propres à élargir le conduit guttural de l'oreille. Depuis 1811, et surtout à dater de 1822, ce canal resta rétréci, de sorte qu'il s'engouait aussitôt que l'oreille était le siége d'une sécrétion un peu abondante, dont l'accumulation dans les caisses provoquait l'otite, puis la rupture des membranes du tympan.

Voilà donc bien démontré le rôle que joue l'air atmosphérique dans le mécanisme de l'audition. De toute évidence, il est une partie constituante de cet appareil organique, comme l'eau est une partie constituante du globe de l'œil, ou du moins, comme le sont des fluides qui en possèdent toutes les qualités par rapport aux modifications qu'ils apportent aux rayons lumineux. Les larmes , l'humeur aqueuse modifie les rayons , de même que l'air modifie les zones sonores recueillies sur la surface du tympan, et transmises par cette membrane à cet élément des anciens philosophes.

Mais il ne suffit pas d'en avoir démontré la présence dans la caisse , d'avoir prouvé son utilité; il faut aussi, avant de se livrer à l'étude des divers états pathologiques de cette portion du sens de l'ouïe , constater l'influence de ses qualités ; les unes , que l'on pourrait nommer physiologiques , comme on le dit pour les pro-priétés des tissus , donnent à l'audition toute la finesse désirable , et entretiennent l'organe dans un état de santé parfait.

Les autres, qui sont les qualités nuisibles de l'air, rendent l'ouïe obtuse, et prédisposent aux maladies.

Il faut ranger dans la première catégorie, l'air sec, tempéré, dégagé de toutes les émanations du sol , arrosé sans cesse dans nos grandes villes par une infinité de liquides en putréfaction.

Dans la seconde, il faut mettre en première ligne l'humidité répandue constamment dans l'air que l'on respire.

ARTICLE II.

§ I. *Influence des qualités physiques de l'air sur l'organe de l'ouïe.*

L'air sec des vallées, souvent renouvelé par les vents; l'air des montagnes, des climats tempérés, n'occasione jamais de ces catarrhes chroniques, avec engouement et rétrécissement que l'on rencontre si souvent chez les sourds qui habitent les contrées marécageuses , et surtout les rues étroites de nos grandes villes; il possède , au contraire , toutes les qualités nécessaires à la guérison de ces sortes de maux. J'ai recueilli assez de faits pour assurer qu'il peut lui seul, sans l'emploi d'aucun médicament , enlever ces phlegmasies dès leur début, surtout quand ce sont des enfans qui en sont atteints. On pourra se faire une idée de son action puissante et salutaire, à la lecture de la première observation que je rapporterai en parlant de l'action de l'air humide sur l'oreille moyenne.

L'air chaud soulage les otalgies, rend plus supportable la douleur violente qu'occasionent les otites internes aiguës. Je connais plusieurs dames anglaises qui ont arrêté les progès d'une surdité naissante, en allant habiter le Midi. Après mes traitemens, je prescris souvent à mes malades de voyager en Italie. Le ciel de Naples , surtout , abrège des convalescences interminables dans nos climats.

L'air chaud , si utile dans les lésions des muqueuses auriculaires , doit aussi être favorable à ces membranes dans leur état physiologique.

En hiver, l'air glacé du pays du Nord détruirait en peu de temps le sens de l'ouïe, si , avant d'être introduit dans l'oreille , il ne changeait de température par son contact avec les membranes muqueuses déployées sur la surface si étendue du pharynx , et développé dans les anfractuosités des fosses nasales.

Ce que j'avance n'est point une assertion gratuite ; c'est l'observation des faits, si faciles à vérifier que je suis étonné qu'ils aient échappé aux médecins et surtout aux auristes.

Les chirurgiens qui s'occupent du rapprochement des portions séparées du voile du palais, auraient aussi dû rencontrer beaucoup de sourds parmi ces personnes affligées de cette infirmité native ; aucun n'en a fait mention.

La voûte palatine séparée dans toute son étendue donne un libre accès à l'air extérieur qui se précipite sans cesse par son propre poids dans l'arrière-bouche. Pendant le jour , pendant la nuit, en contact immédiat avec le pharynx , sans avoir perdu aucune de ses qualités atmosphériques nuisibles à l'exquise sensibilité des membranes internes , il en résulte une sécheresse , une gêne, et presque toujours une phlegmasie chronique qui n'est pas une des moindres incommodités qu'éprouvent les individus dont je parle. Voici quelques faits présens à ma mémoire : je me souviens qu'en 1827, M. Duméril m'adressa l'enfant de madame de La Hoche ; il était sourd-muet, et privé de la voûte palatine. M. Cancel, de Louviers, mademoiselle Maisonneuve, de St-Germain, sont affectés de becs-de-lièvre et de surdité ; les fosses nasales et la bouche ne forment qu'une cavité.

M. Denier fils , d'Avranches, mademoiselle..., de Douai, M. Delespaul, de Lille, portent les mêmes infirmités, excepté la mutilation extérieure.

Rien de plus commun que les surdités déterminées par l'air humide. Les membranes qui tapissent la trompe d'Eustachi et la caisse du tambour résistent peu de temps à son contact sans cesse renouvelé dans les cités populeuses, dans les quartiers resserrés et dans les habitations basses privées des rayons du soleil.... Arnaud, dans un mémoire qu'il a publié sur la musique des Chinois, prétend que les habitans d'une partie de l'Asie deviennent sourds

BIBLIOTHÈQUE ROYALE

à l'âge de quarante à cinquante ans. Certes, je ne puis croire que tous sont dans ce cas; mais s'il est vrai que l'immense population de la Chine soit entassée dans des villes encombrées d'animaux; si les artisans y travaillent à toutes sortes de métiers insalubres; si les individus aisés et les femmes surtout sont sédentaires comme les voyageurs nous le disent, je ne suis point surpris du grand nombre d'affections auriculaires que l'auteur que je viens de citer dit avoir remarqué.... mon expérience tend même à fortifier ce qu'il avance.

L'Angleterre et l'Irlande me fournissent beaucoup de consultans, presque tous atteints d'affections catarrhales de l'oreille moyenne, qui parviennent en peu de temps à un degré d'intensité qu'on rencontre rarement en France, surtout chez les jeunes gens et chez les demoiselles douées d'une constitution robuste.

Les rétrécissemens des trompes d'Eustachi y sont si graves qu'ils résistent souvent à tous mes moyens de dilatation, précédés ou non des traitemens préparatoires convenables. Les observations recueillies sur deux demoiselles, que je rapporterai ci-après, prouveront ces assertions.

Avant d'employer dans le diagnostic et le traitement des maladies de l'oreille, l'air pur à la température d'une chambre habitée, j'avais essayé l'air chargé de vapeurs émollientes ou aromatiques; mais quelles que fussent les qualités qu'il acquérait en traversant un réservoir liquide, il en résultait presque toujours une augmentation de surdité; et il arrivait souvent que les médications que je cherchais à opérer sur l'organe malade offraient un résultat contraire à celui que j'attendais.

Les vapeurs que je jugeais calmantes, et qui le sont en effet pour les autres organes, provoquaient des otalgies et souvent des otites.

C'est ainsi que l'expérience m'a conduit à l'usage presque exclusif des douches d'air sec.

Il me reste à dire un mot sur l'atmosphère qui enveloppe Paris. Certes, s'il contribue à miner avant la vieillesse l'organe de la vision, il a sur celui de l'ouïe des effets plus fâcheux encore; je ne citerai pas, à l'appui, les nombreux sourds qui le respirent, parce qu'on pourrait me répondre que le bruit, les sons de toute nature, les commotions souvent comparables à la détonation de la poudre, sont des causes d'affections auriculaires tout aussi graves que celle qui m'occupe dans ce moment. J'ai dés faits incontestables, faciles à vérifier. Les personnes de province affectées de surdités, ditcs catarrhales, et de toutes autres inflammations chroniques, ne tardent pas à s'apercevoir d'une augmentation de leur dureté d'oreille lorsqu'elles demeurent dans le centre de Paris. Bien souvent, au bout de huit jours, j'ai remarqué qu'elles n'entendaient plus le battement d'une montre dont elles percevaient encore le son à quelques pouces des pavillons, le jour de leur arrivée. Voilà de ces observations qui n'ont jamais été faites avant moi, dont l'utilité est cependant bien démontrée dans les traitemens prescrits contre les dysécées et les cophoses ; car si on n'en tenait pas compte, on voit combien on se tromperait en cessant l'administration de quelques médicamens à une personne dont la surdité serait légèrement augmentée, parce qu'elle se serait transportée d'une atmosphère sèche au milieu de l'atmosphère de Paris. C'est dans de telles occurrences qu'on reconnaît toute la sagacité du médecin ; c'est aussi la pierre de touche de la confiance des malades.

TROISIÈME OBSERVATION.

Effets de l'air humide et de l'air sec sur l'organe de l'ouïe.

M. Charles Veret, âgé de vingt-trois ans, doué d'un tempérament lymphatique et nerveux, fut bien portant jusqu'à l'âge de onze ans ; à cette époque, il éprouva des douleurs arthritiques qui persistèrent plusieurs mois ; elles furent suivies d'une ophthalmie qui dura pendant plus d'une année ; elle fut guérie par de fréquentes saignées accompagnées d'un séton.

A la fin de sa treizième année, ce jeune homme s'aperçut d'une diminution dans la finesse de l'ouïe ; il portait cependant encore un cautère au bras ; il fut envoyé à Barrèges, où il prit des douches qui furent sans effet... Monsieur son père rend ainsi compte des grands accidens qui survinrent à l'âge de vingt-deux ans.

« Ce n'est que depuis onze à douze mois que le nom de surdité a dû être donné à ce qui n'était qu'une dureté d'ouïe..... En effet, et surtout en 1831 et 1832, l'état de mon fils n'était pas très fâcheux ; il pouvait entendre des sermons, suivre des cours oraux ; aller au spectacle, aux concerts ; il ne paraissait sourd qu'à une certaine distance ; il appelait son état être *myope d'oreille*... l'humidité paraissait diminuer la sensibilité de l'organe..... Au mois de juillet 1833, en se levant à huit heures du matin, il sentit comme un bourdonnement, et la première personne qui lui parla ne put se faire entendre.

» Depuis lors il est sourd plus ou moins, mais toujours beaucoup plus qu'il ne l'était un an avant cette crise subite.

» Aucun remède ne fut d'abord employé. Appelé en octobre dans le département des Pyrénées-Orientales, il y a ressenti de fâcheux effets des variations fréquentes du climat ; il ne pouvait guère converser, même de près, ni discerner les sons de son piano ; il a même été jusqu'à ne pas entendre ceux du flageolet... Le 15 mai, un séton lui a été passé à la nuque ; il a amené quelques résultats la première semaine ; déjà il avait quitté le cornet, trois ou quatre jours de pluie ont détruit ce mieux, et il est presque reculé de tout ce qu'il avait gagné. »

Voici maintenant les effets produits sur l'ouïe par l'air des montagnes :

En septembre 1833, pendant le cours d'une attaque de surdité, étant dans les Cévennes, ce jeune homme monta sur le *Vigan*, où il resta huit jours. Il put, durant tout ce temps, entendre la conversation. Revenu dans la plaine, il reperdit l'ouïe, il la retrouva sur la montagne, en descendant il fut complètement sourd. Enfin, pour la troisième fois, il entendit en retournant sur le Vigan.

Cette observation confirme ce que j'ai dit dans ce paragraphe, sur les effets de l'air humide et de l'air sec. La note suivante est aussi concluante.

Ce fut sur deux demoiselles, l'une habitant le pays de Galles, mademoiselle Martha P...; l'autre, mademoiselle Laure L...., élevée près de l'Écosse, que j'ai observé les rétrécissemens les plus complets des trompes d'Eustachi ; ils résistèrent à l'emploi du cathétérisme et des douches d'air, continués plusieurs mois avec toute l'assiduité possible. Les traitemens dérivatifs n'aidèrent en rien mes efforts. Ces jeunes personnes étaient exposées depuis leur enfance à de fréquens maux de gorge toujours plus intenses en automne et au printemps qu'en été et en hiver. La première alla habiter l'Italie ; je la revis après une année de séjour dans ce beau pays ; la surdité avait diminué.

ARTICLE III.

§ II. *Influence, sur l'ouïe, des mucosités, de l'eau et du pus mélangés à l'air dans l'oreille moyenne.*

Mêlé dans la caisse du tambour avec des mucosités, l'air atmosphérique perd bien plus encore sa faculté conductrice du son, que lorsqu'il est simplement chargé d'humidité. La vapeur d'eau affaiblit l'ouïe, les mucosités l'anéantissent.

Dussault recouvre l'ouïe par des douches d'air ; une dartre vive qu'il portait sur la face, se supprime, et en peu de jours cet enfant reperd la faculté d'entendre. Il est sondé de nouveau, et soumis derechef à la douche. Le courant d'air, d'abord petit et comprimé, finit par pénétrer dans toute la caisse, en faisant entendre le bruit muqueux au plus haut degré. Il me vint à l'esprit d'extraire ces mucosités qui étaient la cause de ce bruit. La sonde présentait une ouverture assez grande pour me permettre de faire plusieurs aspirations avec la seringue ; par cette manœuvre, je pus ramener au dehors une certaine quantité de mucosités purulentes, et rendre l'ouïe pour quelques heures : les jours suivans j'obtins les mêmes résultats. Ces expériences me rappellent une époque bien funeste aux personnes sourdes, que je ne dois pas passer sous silence. Docile à l'instruction que j'avais puisée dans les ouvrages de mes devanciers, je croyais que les douches d'eau avaient le pouvoir de débarrasser l'oreille moyenne de tous les corps étrangers qui pouvaient s'y trouver, sans produire d'accidens plus graves que les lésions que l'on voulait guérir.

Le jour qui suivait la première injection, le patient entendait quelquefois assez bien, puis les opérations subséquentes lui faisaient perdre cet éclair d'audition. Redoublant de courage, je n'omettais aucun précepte, et souvent peu s'en fallait que je n'employasse une voie d'eau tout entière, comme on le conseillait avant mes recherches pratiques.

Qu'arrivait-il pendant le cours de ce traitement si peu rationnel ?

Si l'oreille moyenne était engouée et la trompe d'Eustachi rétrécie, l'eau se faisait un passage, et donnait momentanément à l'air le pouvoir de s'introduire par la voie qui venait de lui être frayée ; l'ouïe en était la conséquence.

De nouveau liquide injecté avec force pressait en tous sens les parois de la caisse, distendait les cordons musculeux et nerveux qu'on y observe, développait une exquise sensibilité de la membrane muqueuse qui la tapisse, et bientôt une inflammation sur-aiguë engendrait une sécrétion muqueuse jaunâtre, quelquefois purulente et concomitante, accidens souvent plus graves que la perte de l'audition(1).

(1) Lisez les mémoires de M. Itard, insérés dans la Revue médicale, d'août 1827 ; vous aurez un tableau complet des phénomènes morbides engendrés par l'eau portée dans l'oreille moyenne.

Dussault nous a fourni un exemple d'engouement de l'oreille avec perte de l'ouïe, produit par une maladie ; les sujets douchés avec l'eau sont des exemples des mêmes accidens provoqués par un empyrisme qui, loin d'être raisonné, était si peu expérimental, qu'il a donné lieu de comparer le cathétérisme de la trompe « à une certaine opération abandonnée actuellement aux garde-malades. » Cependant malgré les accidens que je viens d'indiquer, il me sera facile de démontrer, plus tard, qu'on peut les éviter, en employant les douches d'eau avec plus de prudence que les personnes qui les assimilent aux lavemens, et qui les mettent journellement en pratique à la manière des garde-malades.

QUATRIÈME OBSERVATION.

Effet de l'eau portée dans l'oreille moyenne.

« Le premier accès de surdité, dit M. de G..., remonte à l'année 1808, j'avais alors 14 ans : un jour, étant en classe, je fus surpris de ne plus distinguer les paroles de mon professeur. Cet état dura une quinzaine de jours, puis mon ouïe s'améliora un peu : on me conduisit à Bagnère. On m'y fit prendre les bains d'eau sulfureuse ; j'y redevins presque sourd. Plus tard, l'ouïe revint ; aucune altération remarquable n'eut lieu depuis cette époque jusqu'en 1822.

» Me trouvant à Londres à cette époque, j'y éprouvai un affaiblissement sensible. Depuis, je crois que mon ouïe n'a jamais été, que par de rares intervalles, dans un état normal... A la fin d'un séjour à Rome, de 1823 à 1829, ayant beaucoup souffert de ce climat irritant, sous lequel j'avais à subir des excès de travail et de veilles, je fus atteint d'une affection gastrique.

» Mon ouïe s'altéra plus fréquemment, et s'affaiblit au point que mon infirmité devint sensible à toutes les personnes qui s'entretenaient avec moi. — C'était surtout vers 6 à 7 heures du soir qu'elle était plus complète. Un séton me fut appliqué sans succès.

» Ayant quitté Rome, le 2 avril 1829, le lendemain, à cinquante lieues de cette ville où j'avais tant souffert, mon ouïe était revenue à son état habituel.

» A mon arrivée en France, j'eus recours aux soins de M. le docteur... Mon oreille droite ayant été de tout temps plus affectée que l'autre, ce fut cette oreille sur laquelle M. E..... exerça une suite d'opérations douloureuses. Il m'insuffla, par le moyen de sondes creuses introduites dans le nez, *l'eau froide, l'eau chaude, l'éther, la vapeur*, etc. Je crois avoir, dans la durée du traitement, recouvré l'ouïe à droite, *mais elle y redevint bientôt plus complètement insensible qu'auparavant*, et M..., découragé, s'abstint de toucher à l'oreille gauche. »

Le 16 juillet 1833, M. G.... vint me consulter.

Depuis quelques mois, la maladie d'oreille avait fait de grands progrès; il n'entendait plus le battement d'une montre qu'à 7 pouces du pavillon. Quand cette oreille eut été sondée et douchée avec l'air, la montre put être placée à l'instant à la distance de la longueur du bras.

Nous fîmes de nouveaux essais sur l'oreille droite; l'air parvint bien dans la caisse; mais ce fut en vain, l'organe était perdu depuis les douches d'eau. M. G... me quitta donc avec une bonne oreille, quoiqu'il n'ait pas voulu se soumettre à tous les remèdes que je proposais.

Je pourrais multiplier les observations du même genre, si je n'avais pas indiqué le répertoire de M. le docteur Itard. (*Voyez* ses rapports à l'administration des Sourds-Muets.)

ARTICLE IV.

§ 2. *Effets de la rarefaction et de l'accumulation de l'air dans la caisse tympanique.*

« On peut regarder comme un obstacle à la transmission des sons *l'absorption ou la raréfaction* de l'air contenu dans la caisse, où il pénètre par le canal guttural. » (Itard, *Maladie de l'oreille*, 2ᵉ vol. p. 171.)

Je pense qu'on n'a aucune preuve autre que celle que j'ai citée à l'occasion de l'observation du jeune Daubré, de la raréfaction de l'air dans l'oreille moyenne. C'est du moins le seul fait qui autorise de dire que l'air raréfié affaiblit l'audition.

Dans le rétrécissement des trompes d'Eustachi assez intense pour empêcher la sortie de ce fluide renfermé dans la caisse, ce n'est pas parce qu'il s'est plus dilaté que l'ouïe est moins fine, mais bien parce que ne trouvant aucune issue pour s'échapper et se mettre en équilibre avec l'air extérieur, il repousse la membrane tympanique de dedans en dehors, restreint l'amplitude de ses vibrations, empêche son action sur la chaîne des osselets, et distend ses articulations. Cette dernière action est bien certainement la cause de dureté de l'oreille, pour la perception des bruits, puisque nous

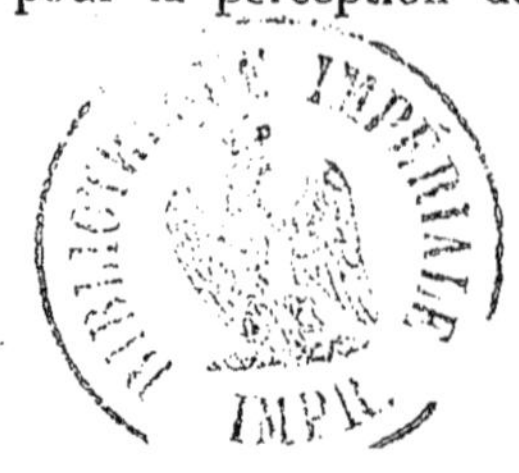

avons vu que lorsqu'il y a pression de la membrane du tympan, exercée de dehors en dedans, ils parviennent très bien dans le labyrinthe.

Je rapporterais des faits qui démontreront, comme je viens de le faire pressentir, que l'air dilaté dans la caisse nuit à l'audition, non parce que ses molécules constituantes sont plus écartées, comme on l'a cru, et comme je l'ai peut-être dit moi-même par erreur, mais parce qu'il comprime et paralyse les mouvemens, soit communiqués, comme ceux de la membrane du tympan, soit actifs, comme ceux des muscles qui tendent à resserrer la chaîne des osselets, et à n'en faire, pour ainsi dire, qu'un solide d'une seule pièce, et disposé à agir comme tel pour la transmission des bruits.

Il est donc bien évident qu'une certaine portion d'air introduite dans la caisse, lors du cas de rétrécissement des trompes d'Eustachi, agit lorsqu'elle a acquis la température du milieu où elle se trouve, de la même manière qu'une trop grande quantité de ce fluide poussée dans l'oreille moyenne par une force extérieure. Dans l'une et l'autre circonstance, l'excursion des membranes du tympan est presque nulle, de là obstacle à l'audition des sons. Un second effet a lieu dans les articulations des osselets de la caisse, elles sont distendues au point que les têtes osseuses se touchent à peine; elles ne communiquent plus que par de faibles liens fibreux, d'où résulte leur peu d'aptitude à la transmission des bruits.

Voici des observations qui démontrent les effets de l'accumulation de l'air dans l'oreille moyenne.

Cinquième observation.

Depuis deux ans, madame Raymond, âgée de vingt-huit ans, s'apercevait d'une dureté d'oreille qui allait toujours croissant. L'audition de l'oreille droite surtout s'affaiblissait au point que cette dame n'écoutait plus de ce côté. Il survenait souvent des otalgies accompagnées de battemens dans les côtés de la tête, et de bourdonnemens fort incommodes.

Des vésicatoires et des injections n'ayant produit aucun effet, madame Raymond vint me consulter le 6 janvier 1828; elle n'entendait le battement d'une montre qu'à trois pouces du pavillon de l'oreille. Les premières douches d'air, pratiquées avec quelques difficultés, rétablirent l'ouïe à droite; il n'en fut pas de même de l'oreille gauche; la sonde introduite dans la trompe, s'y trouvait tellement comprimée, que le courant d'air ne pouvait s'échapper entre les parois de la trompe et celles de la sonde ; il faisait effort dans la caisse, et probablement qu'il eût déchiré la membrane du tympan, si je n'eusse apporté beaucoup de prudence dans mes essais.

Tout le temps que cette pression, exercée principalement sur la membrane du tympan, avait lieu, madame R.... n'entendait que confusément ; mais aussitôt qu'une portion d'air pouvait s'échapper, l'ouïe se rétablissait (1). Cette expérience peut être répétée sans le secours de la sonde, quand le conduit guttural n'est rétréci qu'à un certain degré, surtout si cette lésion existe vers son orifice interne.

L'air poussé dans la caisse par un effort d'expiration, ne pouvant en partie repasser dans le pharynx, après avoir acquis un certain degré de dilatation par la chaleur, affaiblit la sensibilité auditive, et produit un sentiment de gène dans la région du tympan.

SIXIÈME OBSERVATION.

Dans son enfance, M. Gombeau, âgé de 35 ans, avait été sujet aux otalgies et à des accès de surdité momentanée. Entré dans la marine, il voyagea, et prit toutes les habitudes des pays qu'il parcourut : priser, fumer, chiquer, et boire force vins d'Espagne, furent les occupations qui dissipèrent ses ennuis. L'estomac et la tête supportèrent mal ce régime dont il usa largement. »

Depuis l'époque de ces excès, jusqu'au 4 octobre 1830, jour où il vint me consulter, il avait ressenti, soit en se mouchant, soit en bâillant, ses oreilles se boucher « comme par une espèce de cloison très légère, qui se portait de l'intérieur à l'extérieur. Je rétablissais l'ordre en aspirant dans le fond de mes narines. »

Lorsque M. G... vint me trouver, depuis plusieurs mois il ne parvenait plus à opérer ce changement ; la surdité s'était aussi fortement aggravée ; il n'entendait plus qu'à quelques pouces le battement d'une montre.

Après avoir été sondé une fois, il put recommencer ses petites manœuvres pour débarrasser l'oreille moyenne ; la surdité commença aussi à diminuer.

Le 18 du même mois, la dilatation de la moitié interne étant complète, M. G... me quitta avec une ouïe parfaite, et elle est

____

(1) Des saignées, des exutoires furent employés dans l'intention de diminuer la rigidité des trompes ; ils eurent de l'effet. La sonde, plus libre dans le conduit guttural, permit l'emploi réitéré des douches, qui rétablirent l'audition.

restée telle jusqu'à ce jour. L'air ne s'accumule plus dans la caisse, et tout sentiment de pression a cessé.

ARTICLE V.

§ 3. *Mode de circulation de l'air dans l'oreille moyenne.*

L'exercice de l'ouïe, les phénomènes qui se rattachent aux fonctions des poumons, les mouvemens des muscles du voile du palais et du pharynx, sont les principaux actes qui contribuent à la circulation de l'air atmosphérique dans l'oreille moyenne.

Les mouvemens de vibration de la membrane du tympan, provoqués par les ondes sonores extérieures, sont peut-être les causes les plus directes et les plus favorables au déplacement de ce fluide. Ce diaphragme est peu d'instans en repos ; sans cesse frappé par les bruits extérieurs, agissant indépendamment de notre volonté, il déplace la couche d'air avec laquelle il est en contact ; celle-ci à son tour ébranle celles qui sont plus profondément situées. Ce fluide, comprimé et refoulé partiellement jusque dans le pharynx, est renouvelé par celui qui se trouve dans ce sac membraneux, où il a acquis les qualités convenables à la sensibilité de l'oreille. Ces explications, qu'on pourrait croire gratuites, sont déduites des faits qui se rencontrent journellement dans la pratique des maladies de l'oreille. La membrane du tympan est, pour ainsi dire, nulle chez les personnes qui portent un engouement cérumineux, collée, confondue, dans cette masse, tous ses mouvemens sont paralysés. Dans cet état, mesurez l'ouïe avec une montre ; puis faites une légère injection d'air dans la caisse du tambour, vous verrez à l'instant le patient éloigner cet instrument de son oreille ; il entend mieux, parce que vous avez suppléé par cette opération aux mouvemens de la membrane tympanique, vous avez renouvelé l'air de la caisse.

L'air en se portant dans le poumon, pendant les inspirations faites par le nez, s'introduit aussi dans l'oreille moyenne. Il est facile de s'en convaincre en se transportant d'un lieu chaud dans un endroit froid ; là, en aspirant avec vitesse, on éprouve subitement une sensation de fraîcheur dans les caisses du tambour.

Un jeune Allemand, affecté d'un premier degré de rétrécissement des conduits gutturaux, renouvelait l'air de la caisse, pour mieux entendre ; il ouvrait la bouche au moment de la dilatation de la poitrine, et la refermait subitement. Au même instant il portait brusquement la tête en avant.

L'expiration, l'action d'avaler, les mouvemens du nez et du pavillon de l'oreille, la température de la caisse, qui se communique à l'air, expulsent une partie de ce gaz du centre de l'organe auditif, lorsque, trop raréfié ou trop humide, il devient nuisible à l'audition.

Des personnes qui portent des engouemens muqueux des trompes, disent qu'elles entendent mieux après une forte et brusque expiration par le nez; il leur semble, disent-elles, que leurs oreilles sont plus dégagées.

Mademoiselle V... pousse de l'air dans la caisse, pour mieux entendre; le peu d'ouïe qu'elle acquiert par ce moyen disparaît aussitôt qu'elle fait un mouvement de déglutition.

Tout le monde peut répéter sur soi-même cette expérience : on tend la membrane du tympan en faisant un effort d'expiration, la bouche et le nez étant clos; on avale sa salive, ou l'on se tiraille le pavillon de l'oreille, et aussitôt la compression ressentie dans l'intérieur de cet organe se dissipe.

Voici des preuves à l'appui de toutes ces assertions.

SEPTIÈME OBSERVATION.

M. Pallu, de Tours, âgé de dix-huit ans, éprouvait depuis l'âge de douze ans, des douleurs d'oreilles, accompagnées de coryzas et d'une surdité plus ou moins intense. Ces accidens se renouvelaient surtout toutes les fois qu'il se faisait couper les cheveux. Il entendait moins quand il se mouchait. Cette perte d'audition durait jusqu'à ce qu'il eût dissipé, en aspirant par le nez, une pression qui avait lieu sur la membrane du tympan. Les deux oreilles étaient mauvaises, mais rarement elles l'étaient au même degré, de sorte qu'il était obligé de prêter l'une ou l'autre oreille pour écouter, selon les changemens qui survenaient d'un jour à l'autre.

« Je crois que le siége de mon mal est dans le conduit qui correspond à ma gorge, car j'ai remarqué que mes douleurs se calment quand je fais passer quelque chose de chaud sur la partie de la peau qui y correspond. Quant à l'enchifrènement, à la gêne que j'éprouve ordinairement, et qui, comme je vous l'ai fait remarquer, peut être comparée à une soupape que vous désirez tenir ouverte, j'ai observé qu'elle devenait beaucoup plus insupportable après avoir lu ou chanté, et surtout après m'être mouché fortement; mon oreille se bouche de manière qu'il me semble que le tympan se refoule en dehors; c'est alors que je ne puis rester un moment sans renifler (1), ce qui me dégage aussitôt l'oreille, mais au moindre mouvement que je fais avec la bouche, elle se referme, etc. Dans le moment du soulagement qui s'opère dans l'oreille, il arrive souvent que j'éprouve un étourdissement capable de me jeter par terre, si je ne me retenais à quelque objet (2). »

M. Pallu fut guéri dans l'espace de trois mois, de ses douleurs d'oreilles et de ses coryzas. Quinze à vingt douches d'air ont rendu l'ouïe fine.

HUITIÈME OBSERVATION.

Auguste Sauvage, âgé de 14 ans, de Compiègne, devint sourd à l'âge de dix ans, après avoir éprouvé un refroidissement de tout le corps au moment qu'il était en sueur. Il ressentait souvent des douleurs d'oreille qui ne duraient que quelques heures.

Après avoir bâillé, il éprouvait une compression dans la caisse du tympan qui augmentait la surdité. Il avait coutume de dissiper ce malaise local en se tiraillant le nez ; l'ouïe s'améliorait ainsi un peu.

Sauvage fut sondé le 12 septembre 1826, et le 24 du même mois il me quitta parfaitement guéri. Son affection consistait en un premier degré de rétrécissement des trompes d'Eustachi. La dilatation fut prompte et facile, parce que la sonde put pénétrer profondément. L'air n'occasionait aucune douleur; les douches d'air pouvaient être supportées pendant huit à dix minutes.

Je viens de démontrer que l'air atmosphérique est, chez l'homme, une partie constituante de l'organe auditif. Il est aussi indispensable aux fonctions de l'oreille que la membrane du tympan garnie de la chaîne des osselets; il est aussi utile que les liquides que l'on dit renfermés dans le labyrinthe.

Je ne me suis pas borné à prouver que ce fluide entre dans la composition de l'organe de l'ouïe, j'ai aussi fait apercevoir les effets nuisibles de ses altérations, et de ses mélanges avec des parties hétérogènes. On a pu voir que dans ces cas l'air agit sur la

(1) On renifle de deux manières. On ferme la bouche et on dilate la poitrine par secousses subites et réitérées... La seconde manière est plus compliquée. On ferme la bouche, on relève le voile du palais pour obstruer les arrière-narines, et on dilate la poitrine; le vide se fait dans la partie supérieure du pharynx; dans cet instant, le voile du palais s'abaisse et se relève par saccades.

C'est ainsi que M. P. diminuait la quantité d'air contenue dans la caisse du tympan.

(2) Ces étourdissemens sont semblables à ceux que je faisais éprouver à la personne qui fait le sujet de l'observation 12.

sensibilité organique, et par suite , sur la circulation capillaire sanguine, sur les sécrétions, de même qu'un tissu altéré porte le trouble dans les portions d'organe qui l'avoisinent. Trop chargé d'humidité, l'air irrite, enflamme les membranes qui tapissent la caisse du tambour, de la même manière, par exemple, qu'une phlegmasie qu'on laisse subsister sur la membrane du tympan : à la longue elle finit toujours par se communiquer à la muqueuse de l'oreille moyenne.

DELEAU jeune.

www.ingramcontent.com/pod-product-compliance
Ingram Content Group UK Ltd.
Pitfield, Milton Keynes, MK11 3LW, UK
UKHW021719090726
13657UKWH00005B/2353